# ESSAI

## SUR

# LE CATARRHE

## SUFFOCANT,

Par Pierre CHARDON, Docteur en Médecine,
Membre de la Société Médicale de Paris.

In omnibus festina lentè......

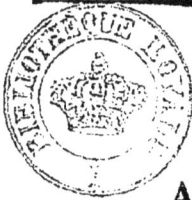

A PARIS,

DE L'IMPRIMERIE DE FEUGUERAY,

rue Pierre-Sarrazin, n° 11.

# A MADAME

# AMÉLIE DE BOUFFLERS.

MADAME,

Illustre par la naissance, distinguée par des talens enviés des premiers artistes, vous n'êtes pas moins accessible aux hommes simples et au-dessous de vous.

Cet art de parler au Souverain et de vous familiariser avec ses sujets, n'appartient qu'à une dame qui, comme vous, est issue d'une famille des plus nobles et des plus anciennes.

Permettez que je vous présente mes Essais, quelques Relations, des Morceaux coupés, pour lesquels je réclame votre indulgence.

Agréez l'hommage des sentimens respectueux avec lesquels j'ai l'honneur d'être,

MADAME,

Votre très-humble et très-obéissant serviteur

P. CHARDON.

# EPISTOLA NUNCUPATORIA

## CLARISSIMO AC CONSULTISSIMO VIRO

# PH. PINEL.

*HÆC mea tibi, vir celeberrime, di-*
*cari, voveri, meque ipsum consecrari*
*semper in animo fuit. Tanta, non dif-*
*fiteor, in me benificia contulisti, ut*
*haec parva magnis pro muneribus red-*
*denda existimem. Neque his satis dig-*

*nas rependere grates : illa erunt con-*
*tinuo mihi imis infixa medullis; Haec*
*quibus solvendis totius decursum vitæ*
*impendendum arbitror.*

*Breve tamen hoc opus in perennis*
*cultus symbolum ad te mitto, tuumque*
*tibi restituo.*

*Vir doctissime, vive pro patria, vive*
*pro civibus, vive pro me ipso tibi de-*
*votissimo. Hæcque accipe, in grati ani-*
*mi integraeque meæ erga te reverentiæ*
*monumentum.*

P. Chardon.

# LE
# CATARRHE SUFFOCANT.

DILECTISSIMIS PARENTIBUS MEIS

JOANNI ANDRÆ necnon GUILLELMO

# CHARDON,

IN ALMA UNIVERSITATE BURGUNDIAE PATRONO.

# RÉFLEXIONS PRÉLIMINAIRES.

Quibus jamdiù et multùm pulmones infarcti
erant, ut in veteri asthmate, multam repenti-
namque destillationem plerosque jugulasse
testamur.

FERNELIUS , *Pathol.*, *lib.* v , *cap.* x.

Dès que l'animal, en naissant, est soumis à
l'influence de l'atmosphère, la respiration et la
vie se trouvent tellement liées, tellement dépendantes relativement à leur mécanisme , que
l'une ne peut point exister sans l'autre : aussi la
vie est-elle d'autant plus active, que le poumon
est plus libre pour admettre et consommer une
plus grande quantité d'oxigène. La respiration
doit être naturelle et tranquille, pour que le
mouvement du cœur s'opère convenablement.
C'est à la faveur de cette fonction que les liquides de toute espèce circulent dans leurs
vaisseaux respectifs : elle seule introduit dans
l'économie vivante le premier aliment qui en-
tretient toutes les opérations particulières à
chaque viscère. Or, pour peu que la respiration
soit dérangée, la vie languit dans sa source ; le

mal devient bien plus grave ; l'admirable édifice de notre organisme menace d'une ruine beaucoup plus prompte dès que l'embarras augmente dans la circulation pulmonaire. L'homme qui respire avec plus ou moins de facilité , conserve plus ou moins l'intégrité et l'exercice de ses fonctions.

Il ne vit, pour ainsi dire , qu'à demi , ou plutôt son existence se rapproche de l'état de mort toutes les fois que sa respiration ne peut point s'opérer comme il convient.

Cette dernière vérité est on ne peut mieux prouvée par l'effet que produisent en nous les maladies sans nombre qu'accompagne une respiration laborieuse et difficile.

Sans parler de celles qui ont leur siége dans la cavité thorachique ou dans le poumon lui-même, combien n'en est-il pas d'autres , générales ou particulières, qui donnent naissance à la dyspnée , à l'orthopnée et à l'asthme !

Quelle foule d'observations ne lit-on pas dans *Bonnet* et *Morgagni* , sur les difficultés de respirer qui sont dues à des lésions de l'organe pulmonaire !

De même que ceux-ci peuvent communiquer, par voie de sympathie , leur état pathologique à tout le reste de l'économie animale , la connexion réciproque qui existe entr'eux et les autres

parties du corps, fait que chacune de ces der-
nières ne peut pas être gravement lésée, sans
que la respiration ne le soit également. Bien
plus, les organes de la respiration correspondent
avec tant d'autres, leurs fonctions se trouvent
tellement liées avec celles des parties qui les
avoisinent, qu'on est souvent bien embarrassé
pour déterminer la cause de leurs maladies.

Combien de fois le scalpel n'a-t-il pas décou-
vert, loin du thorax, le principe et le siége des
affections qui semblaient n'appartenir qu'à cette
cavité !

Mais parmi les maladies du poumon, la plus
pernicieuse de toutes, celle dont la terminaison
fatale est de la plus courte durée, celle qui enlève avec rapidité les enfans et les vieillards, est
le catarrhe suffocant, dont nous allons parler.

## LE CATARRHE SUFFOCANT.

Le poumon et les bronches sont-ils tout-à-
coup surchargés d'une sérosité abondante, la
vie se trouve dès-lors fortement menacée; il
survient une difficulté considérable de respirer:
c'est ce qu'on appelle *catarrhe suffocant.*

Cette maladie, qui suppose toujours l'existence antérieure de quelqu'affection morbifique
du poumon, est aussi suivie d'un plus grand re-

lâchement de toutes les parties de l'organe res-
piratoire.

Elle s'annonce par les caractères suivans :

On éprouve un sentiment subit de pesanteur
et d'oppression dans la région thorachique, une
difficulté considérable de respirer, accompagnée
d'une grande suffocation, de l'anxiété, une
toux d'irritation; la figure est animée ; les yeux
sont étincelans ; le pouls est lent, petit et rare ;
la prostration des forces est extrême.

Le catarrhe suffocant ressemble peu aux autres maladies du poumon. Celles-ci, à l'excep-
tion de la pleurésie, ont une marche lente et
progressive ; tandis que l'invasion de celle-là
est prompte et rapide. Comme une attaque d'a-
poplexie, elle surprend tout-à-coup ceux qui
en sont atteints : la sérosité abondante qui se
rencontre dans le poumon et dans les bronches,
en mettant un obstacle à la circulation du sang
pulmonaire, doit nécessairement produire l'é-
touffement et la suffocation la plus forte. Comment, en effet, les malades n'éprouveraient-ils
pas les symptômes les plus graves, les plus vio-
lens de suffocation? Le système lymphatique
du poumon, déjà affaibli par les affections antérieures, après avoir perdu la plus grande
partie de son action, de sa force vitale, laisse
échapper le fluide qu'il charie, et fait décou-

ler de toutes parts une si grande quantité de mucosités, que l'embarras, augmentant sans cesse dans les conduits aériens, devient une cause sensible de tous les phénomènes qui se présentent.

Il est à observer toutefois que l'intensité des symptômes est toujours en raison directe de la plus ou moins grande quantité de lymphe qui s'accumule. C'est ainsi que la respiration devient fréquente et fortement.pénible toutes les fois que les poumons ne reçoivent que très-peu d'air. Dans ce dernier cas, la lassitude, l'oppression et la pesanteur sont portées à l'extrême; c'est alors que le poumon peut à peine se mouvoir; c'est alors que le danger de perdre la vie est imminent : la difficulté de respirer est si grande, que lorsque l'air passe à travers les mucosités qui occupent l'étendue des bronches, et celles de leurs ramifications, on entend un murmure, un bruit semblable à celui que fait l'eau bouillante. Au jugement du malade lui-même, la prostration des forces est si considérable, que c'est avec peine qu'il peut assez respirer pour soutenir sa frêle existence.

Privés de toute espèce de mouvemens, puisque la plus grande partie des fonctions sont alors troublées, non-seulement les malades éprouvent un mal-être qui se fait sentir dans toute l'étendue du thorax , mais encore dans tout le reste de l'économie animale.

L'état d'engorgement qui existe dans le poumon , la lassitude , et l'extrême anéantissement des forces , permettent à peine les efforts de la toux qu'excite l'irritation produite par la présence des matières surabondantes : celle-ci est d'ailleurs sans expectoration , tant est grande la faiblesse du malade.

Au milieu du danger qui l'environne , il s'affecte avec excès ; le découragement s'empare de toutes ses facultés morales; les angoisses qu'il ressent sont si pénibles, si accablantes, que la vie lui devient à charge ; il oublie même tout ce qui l'intéresse.

Le poumon et le cœur ne pouvant point recevoir ni renvoyer convenablement le sang artériel ou veineux, le pouls devient lent, petit et rare ; le sang, forcé de séjourner par-tout, les vaisseaux sanguins de la face s'engorgent de plus en plus : aussi celle-ci paraît-elle livide.

A tous ces symptômes déjà si nombreux , se joint encore celui d'une voix tremblante , entre-coupée ou fortement embarrassée. L'excessive difficulté de respirer , la grande atonie de toutes les parties essentielles qui concourent à la première fonction de la vie , s'opposent le plus souvent à la liberté de la parole.

Au milieu de tous ces phénomènes plus si-
nistres les uns que les autres, si la fièvre vient à
paraître, une chaleur extraordinaire s'empare
communément du malade. Il en est peu qui
ne deviennent victimes de tant de maux. Néanmoins, l'observation prouve que la jeunesse
échappe plus communément à cette cruelle
maladie que la première enfance ; mais il n'est
pas rare de la voir exposée à des rechutes beaucoup plus dangereuses que la première attaque.

Quel que soit au surplus l'événement, il est
toujours vrai de dire que le sort du malade est
décidé dans un bien court espace de temps. Il
est en effet fort peu de maladies dont la marche
soit plus rapide et la terminaison ordinaire aussi
fatale.

Accablé sous le poids de ses maux, le mal-
heureux malade attend sa dernière heure : ses
vœux ne tardent pas à être accomplis ; la mort,
comme un coup de foudre, vient terminer sa
carrière au moment où il s'y attend le moins.

Rien de plus difficile de dire quelque chose
de raisonnable sur ce que les anciens appelèrent
causes efficientes des maladies. Il faut en conve-
nir, la plupart des recherches qui ont été faites
relativement à cet objet, ont été, sans contredit, le plus grand obstacle à l'étude de la sage

observation. Le plus grand nombre des hypothèses inventées sur ce point jusqu'à nos jours ,
sont autant de futilités que la connaissance plus
approfondie de l'économie vivante rejette tota-
lement, et que l'on a même peine à supposer
avoir jamais été admises par des auteurs qui
d'ailleurs ne sont pas sans mérite ; aussi ce n'é-
tait pas sans raison que le célèbre *V. an-Helmont*
dont les écrits sont si pleins d'imagination et de
génie, s'élevait avec tant de force contre les
médecins de toute espèce, qui, disait-il, dans
leur délire, attribuaient le catarrhe à des causes
si peu vraisemblables, qu'elles semblaient gi-
gantesques. *Helmontii opera , Catarrhi delira-
menta.*

*Hippocrate ,* plus éclairé mille fois que cette
foule d'enthousiastes de tous les siècles, qui se
sont livrés sans réserve à la fureur de vouloir
tout expliquer en médecine et raisonner sur
tout , convaincu que le point essentiel de l'art
de guérir est de bien connaître la manière dont
la nature agit dans les maladies et comment
elle les termine, a dirigé tous ses travaux, toutes
ses vues vers cet unique but. A l'imitation de
ce grand homme, persuadé depuis long-temps
que la raison et l'expérience n'ont de prise que
sur les causes secondes, ce n'est qu'à leur examen seul que doit se fixer ici notre attention.

Le philosophe médecin peut-il ignorer que les ressorts principaux d'où dépendent l'organisation, la vie de la matière, ceux qui déterminent les mouvemens extraordinaires, les oscillations, le trouble, l'orgasme, les crises dans les maladies, nous seront vraisemblablement toujours inconnus?

Malgré la vérité de ces sages réflexions, malgré l'exemple contraire du fondateur de la médecine, qui s'est toujours contenté d'exposer les faits sans jamais chercher à s'égarer dans la recherche de leurs causes immédiates, si nous nous permettons néanmoins un instant de jeter un coup-d'œil rapide sur les erreurs des anciens relativement aux causes prochaines du catarrhe suffocant, c'est parce que nous avons en vue de prouver combien l'art est dangereux lorsqu'on n'est pas guidé par une sage théorie. Autant celle-ci est nécessaire pour la pratique, autant les faux systèmes contribuent au discrédit de l'art.

Qu'elles sont frivoles sans doute ces théories touchant le catarrhe suffocant, dont les fondemens étaient appuyés sur des lésions d'organes éloignés de celui où se passent tous les phénomènes qui se présentent! En vérité, il faut le lire dans les ouvrages indigestes de *Schneider*, dans ceux de *Junker*, de *Bonnet*, de *Baillou,* lui-même, si raisonnable d'ailleurs par ses lu-

mières et sa pratique hippocratique, pour ne
pas douter que ces hommes célèbres ont pu
accuser comme cause prochaine de cette maladie, soit la mollesse, soit l'humidité, soit l'atonie du cerveau. N'est-il pas également ridicule
d'avoir supposé que les polypes, les concrétions, les différentes affections qui surviennent
au cœur ou aux gros vaisseaux, étaient capables
de produire le même effet ? Que penser encore
de ceux qui ont cherché, dans les différens dé-
sordres de la tête, l'origine d'une maladie dont
l'autopsie cadavérique prouve que le siége unique existe dans le système bronchique et pulmonaire ?

Doit-on s'étonner, en voyant ces systèmes,
ces théories si éloignées de la vérité, que la pratique ait eu, dans ces cas, si peu de succès ?
Comment guérir lorsqu'on suit des indications
éloignées de ce qui se passe dans la nature ?
Pourquoi donc, encore une fois, ne pas s'en
tenir, comme *Hippocrate* et ses imitateurs,
à l'examen attentif des phénomènes éclairés
de l'ouverture des cadavres, et aux simples
faits ?

Analysons un peu de près ce que nous avons
dit sur le catarrhe suffocant, et nous convien-
drons que sa vraie cause ne peut être que le relâchement ou la pléthore du système lympha-

tique répandu dans les parties que nous venons de nommer.

N'est-ce pas encore s'égarer dans des espaces imaginaires, que d'admettre, avec les *Stahliens*, la paralysie de la région thorachique comme cause nécessaire dans la maladie dont il s'agit. *Si tanta cæcitas mundum ( medicum ) in manifestis , quid non suspicandum de abstrusioribus ?* Helm. op. , Catarrhi deliram.

Que signifie d'ailleurs le mot *catarrhe* , si ce n'est flux ou fluxion de matière séreuse ou muqueuse ? Or , cette étymologie seule suffit sans contredit pour rejeter toute idée , toute hypothèse étrangère à son acception ; d'ailleurs, ou il convient de ne plus ajouter foi à la physiologie et à l'observation exacte des maladies , et dès-lors il sera permis d'errer dans le vague des hypothèses , et par conséquent la médecine , comme les philosophes nous l'ont tant reproché, la médecine , disons-nous , n'est qu'une science conjecturale; ou , s'il est dans l'ordre de la raison de reconnaître la vérité de cette science positive , notre théorie, nos raisonnemens seront presqu'incontestables.

Quelques réflexions qui trouveront ici leur place , ne laisseront pas que de jeter de plus en plus un certain jour sur tout ce qui vient d'être avancé.

Tous les médecins conviennent que la prédominance séreuse s'acquiert, ou naturellement
par l'effet de la sécheresse, de la rigidité de la
peau, et par celui d'une constitution pituiteuse,
ou accidentellement, à raison des circonstances
qui nous environnent, à raison de la température de l'atmosphère, à l'occasion de l'obstruc-
tion, des embarras survenus dans les reins ou
dans les canaux qui servent à l'excrétion dès
urines; ou même par l'influence d'une vie trop
sédentaire, ou par l'effet de quelque autre cause
semblable. Or, si l'afflux de la sérosité animale
est plus considérable que ne le comporte l'en-
tretien de la santé, il surviendra dès-lors une
pléthore séreuse; le liquide surabondant ira naturellement se fixer dans les parties qui lui offrent un séjour plus facile. Les poumons ont-ils
été affaiblis, fatigués par des catarrhes antérieurs
ou par une prédominance séreuse, l'expérience
prouve que les oscillations de la vie s'y portent
plus particulièrement qu'ailleurs. De plus grands
détails nous sortiraient des bornes d'une disser-
tation; il nous suffira d'avoir donné les notions
les plus précises comme les plus vraies sur la
maladie dont il s'agit. De tout ceci, ne sommes-
nous pas en droit de conclure que le catarrhe
suffocant exige non-seulement un afflux séreux
et abondant dans les bronches et dans les pou-

mons, mais er core qu'.l est nécessa're que cette
matière qui se reud dans les parties dont il vient
d'être fait mention, y séjourne et s'y oppose
fortement à la pleine et entière exécution de
l'acte de la respiration?

Autre chose est cette collection de liquide
qui produit l'hydrothorax. (

Mais, demandera-t-on, d'où peut provenir le
relâchement, cette faiblesse ou cette pléthore
spéciale du système lymphatique pulmonaire?
Comment se forme-t-elle? Quelle cause détermine cette irruption subite de sérosité? D'où
naît le catarrhe suffocant? A cela on peut répondre qu'il n'est pas donné à l'homme de dé-
couvrir le pourquoi dans la plupart des phénomènes de la nature. Eh! que nous importe au
surplus cette connaissance inutile? la maladie
existe, elle produit ses effets; ces effets sont le
résultat nécessaire des lois universelles qui diri-
gent tous les corps animés : l'étude des phénomènes qui se passent, l'observation exacte et
vraie des accidens, des symptômes qui caractérisent chaque maladie, doivent nous suffire. La
nature nous cache tout ce qui est étranger aux
causes secondes, aux causes qui altèrent les sour-
ces de la vie, qui la détruisent ou qui la réparent.
Bornons donc là toutes nos recherches, puisqu'il est certain que l'on peut se servir de la

connaissance des causes secondes avec autant de succès que si les premières étaient connues. Le véritable médecin ne peut pas s'écarter de la voie qui lui est tracée.

Ceux-là sont sujets au catarrhe suffocant, qui sont d'un âge où la sérosité domine; ceux qui sont d'un tempérament phlegmatique, pituiteux, lent et paresseux, rentrent également dans cet ordre. Dans la vieillesse, l'organe extérieur ayant acquis un excès de rigidité, s'oppose à l'excrétion de l'humeur transpirable, qui est dès-lors retenue dans l'intérieur. Cette humeur, qui, par sa rétention, acquiert chez les vieillards diverses modifications, se porte plus particulièrement sur les glandes du poumon; il en résulte par conséquent des catarrhes qui se guérissent difficilement, et qui sont la source de celui dont nous parlons. Nous verrons bientôt ce qui se passe dans l'enfance, qui est également exposée à la même maladie. Les sujets qui ont la poitrine étroite, les asthmatiques, ceux qui ont un certain embonpoint, ceux qui se livrent au vin, ceux de tout âge qui sont sujets à des congestions muqueuses, les tempéramens humides, partagent la même destinée.

La suppression des saignées, des purgations ou des évacuations ordinaires, la négligence que quelques individus apportent à entretenir les

sueurs de certaines parties, qui sont la source
continuelle de leur santé , peuvent être également regardées comme causes éloignées de cette
maladie

Mais non-seulement les affections, les dispositions, les erreurs précédentes doivent être
considérées comme la source du catarrhe suffocant ; l'observation prouve encore que les différens flux sanguins dont les transports s'opèrent
vers les poumons, lui donnent aussi naissance.
Pour peu que l'on soit au fait des divers mouvemens qui se passent dans les maladies générales
ou particulières, on ne doit point être surpris
que le catarrhe soit déterminé par la cessation
de ces mêmes mouvemens vers l'organe de la
respiration. On conçoit en effet que, lorsque la
nature a souffert dans une partie, lorsque le
poumon a long-temps éprouvé des secousses,
des agitations, lorsqu'il a été exposé à des com-
motions pénibles, et que le principe conservateur
a quelque temps lutté avec lui pour terminer
ses crises, ou même lorsque des méthodes contraires ont troublé celles-ci, il paraît très-plau-
sible de penser que la nature médicatrice, oppri-
mée, accablée sous le poids de différens maux,
achève enfin son travail vers l'organe qui a été
le plus tourmenté. N'est-ce pas ce qu'on voit
arriver dans les circonstances toujours graves,

sans doute, dans lesquelles le principe vital, après avoir lutté contre différentes maladies, contre des maladies pernicieuses, au milieu du trouble, de la confusion qui règnent dans l'économie animale, cherche enfin à mettre un terme à tout combat par une crise vers le poumon ?

Que d'exemples n'avons-nous pas d'ulcères desséchés, de gale, de différens exanthèmes, de rougeole, d'œdème, de rhumatisme, de goutte dont le transport vers le poumon a produit le catarrhe suffocant! Tout dépend de l'âge, du tempérament, de la saison, de la température et des circonstances dans lesquelles se trouvent les malades. On lit dans les Actes des Savans de *Leïpsick*, année 1704, p. 158, que l'apoplexie séreuse se termine quelquefois par le catarrhe suffocant.

Quelques observations prouveraient également que cette dernière maladie est aussi parfois sporadique. Ne sait-on pas que l'air s'insinue dans notre corps de mille manières, et que, selon les dispositions dans lesquelles il se trouve relativement à la différence de diverses températures de l'atmosphère, la syncope, les épidémies de toute espèce, les affections nerveuses, l'apoplexie et le catarrhe sont l'effet nécessaire de ces différens états?

J'observerai, relativement à cette dernière

maladie, que l'influence atmosphérique la pro-
duira avec d'autant plus de facilité, que le poumon se trouvera déjà fatigué par des affections
catarrhales plus ou moins anciennes.

 - Les personnes les moins instruites savent que
la température inconstante, variable, humide
et froide, nuit infiniment à notre organisme, et
surtout aux fonctions de l'organe pulmonaire.
On voit, par les ouvrages de *Gálien*, surtout
dans le livre v de sa Méthode de guérir, qu'il
déclare que ces diverses constitutions ou variations atmosphériques donnaient souvent naissance de son temps aux fluxions de toute espèce.
Le divin *Hippocrate* n'avait-il pas lui-même observé, long-temps auparavant, que presque
toutes les maladies n'étaient dues qu'aux vicis-
situdes de l'atmosphère? Cet homme, à qui la
médecine élèvera à jamais des autels, paraît
insister sur cette idée dans la plupart de ses ouvrages: c'est surtout dans son *Traité des vents*
qu'il s'exprime à cet égard avec beaucoup de
vérité : *Si australis hyems et pluviosa et cle-
mens fuerit, ver autem siccum et aquilonium
senibus fiunt catarrhi brevi perniciem allaturi.*
Hip. Prænot., sect. II.

 Le catarrhe suffocant des enfans offre un caractère trop particulier pour ne pas en faire ici
la description. De même que chez l'adulte, il

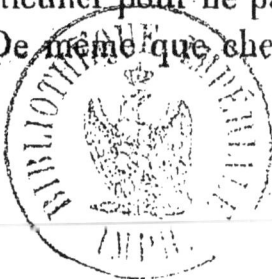

2

est également déterminé par l'engouement, par la pléthore muqueuse des bronches et du poumon ; il doit sa première origine à la constitution séreuse qui est le partage ordinaire de cet âge.

Dans l'enfance, les parties solides sont très-molles et le sang très-séreux ; les systèmes cellulaire et glandulaire ont une action relative dominante, et le mucus est sécrété abondamment : de là la diathèse muqueuse ou pituiteuse qui est propre à cet âge, et qui dispose aux maladies dépendantes de cette constitution.

Or, toutes les fois que l'enfant est exposé à certaines intempéries humides de l'air, toutes les fois qu'il subit un traitement contraire aux éruptions de son âge, leur suppression peut décidément produire le catarrhe suffocant. L'influence de la dentition, celle des alimens visqueux, glaireux, crus ou de mauvaise nature, les mauvaises digestions, dont le résultat est de produire un chyle peu convenable qui détermine des saburres dans les premières voies, l'hydrocéphale, sont autant de causes éloignées d'où peut résulter cette maladie chez les enfans.

C'est ordinairement à l'entrée de la nuit, au moment du premier sommeil, et sans qu'aucun signe ait précédé l'attaque, que le catarrhe suffocant, comme l'*incube*, expose tout-à-coup l'enfant aux plus grands dangers ; à l'instant même on le voit saisi d'une difficulté extrême de respirer; on entend dès-lors le bruit, le tumulte, le râle qu'occasionne le liquide dans les bronches. La physionomie du malade change aussitôt et devient, comme les yeux, agitée : celle-ci est tantôt d'une pâleur extrême, et tantôt d'un rouge pourpre; l'enfant s'agite, il porte presque sans interruption çà et là ses bras qu'il tord de mille manières.

Maintenant une toux continuelle et violente le tourmente; dans d'autres momens, ses efforts, à cet égard, sont impuissans; parfois il fait entendre l'accent pénible de ses gémissemens et de ses cris.

Au milieu d'une position si alarmante, la suffocation est souvent si grande, qu'il reste dans un état de prostration et d'immobilité parfaite : c'est alors que sa poitrine se dilate, la respiration devient plus fréquente ; alors augmente le bruit ; le murmure du liquide, le sifflement, le ronflement et le râle acquièrent une intensité extrême. Tantôt on sent les pieds froids et glacés; l'instant suivant, ce sont les mains, ou les oreilles, ou le nez; quelquefois le corps entier paraît lui-même glacé; le pouls est tantôt petit, tantôt fréquent, tantôt pectoral; les urines sont crues. Que pourrait-on ajouter à un tableau aussi affreux? Si la nature ou l'art ne vient promp-

tement au secours du malade; si les remèdes
le plus sagement administrés ne domptent pas
dans les premiers instans la gravité du mal ; si
les destinées sont contraires; si le sort décide que
la vie doive s'anéantir, l'enfant ne tarde pas
à succomber. Quelques heures suffisent pour
qu'il rende le dernier soupir.

Dans des circonstances plus heureuses, les
seuls efforts de la nature suffisent pour appaiser
les symptômes les plus graves; malheureuse-
ment l'espoir qu'elle donne est souvent trom-
peur : le danger reparaît à des époques plus ou
moins éloignées ; la mort menace de nouveau si
fortement le malade, qu'elle le terrasse et l'a-
néantit sans retour. L'art a aussi quelquefois le
bonheur de vaincre la maladie.

L'asthme humide, l'asthme nerveux, certaines
syncopes, l'apoplexie séreuse ou sanguine, l'é-
pilepsie chez les enfans, les différentes espèces
de suffocation, l'hystérie, diverses congestions
séreuses ou sanguines dans la région du thorax,
ont certainement quelqu'analogie avec cette
maladie.

Cependant, en y réfléchissant attentivement,
en analysant avec soin tous les symptômes qui
caractérisent chacune de ces affections, il est
difficile que les médecins les confondent; elles
ont toutes une physionomie *sui generis*, elles

ont toutes des phénomènes pathognomoniques qui en établissent la différence essentielle.

Quoique le rhumatisme, la goutte, la gale, les ulcères, les exanthèmes, dont la répercussion ou la métaptose portée vers le poumon produisent parfois des symptômes qui menacent la vie, il est néanmoins fort rare que le danger occasionné par ces sortes de transports, soit aussi urgent que celui déterminé par le catarrhe suffocant : il existe dans ceux-ci un certain sentiment de constriction spasmodique, mais qui diffère absolument de ce qui se passe dans cette maladie.

Le catarrhe suffocant est une maladie fort grave, et souvent on ne peut plus dangereuse. Son jugement ou sa crise est prompt ; elle suffoque ceux qui en sont atteints, et principalement les vieillards, dans l'espace de douze ou au plus vingt-quatre heures. Lorsque ceux-ci ont eu le bonheur d'échapper à une première attaque, on les voit souvent succomber à une seconde. Il est certaines circonstances où, au lieu du catarrhe suffocant, ils sont tout-à-coup surpris par l'apoplexie, ou bien ils succombent à la suite d'une violente syncope. En général, cette maladie n'enlève pas les enfans avec autant de rapidité.

Si le danger qui menace paraît d'abord céder à une fièvre lente, le plus ordinairement elle est

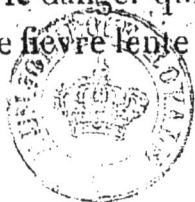

du genre des fièvres étiques. Elle est d'un très-mauvais augure.

Lorsque, chez les vieillards, le catarrhe n'est pas mortel, il augmente toujours la faiblesse ou l'atonie de tout le système; comme il est l'effet d'une pléthore séreuse du poumon, en prolongeant son paroxysme, il devient la cause nécessaire d'une toux incommode et chronique, ou bien il donne naissance à l'asthme humide. Ses effets sont si délétères, que les personnes âgées qui en réchappent, ont ensuite de la peine à se rétablir. La cachexie générale qui survient communément, termine leur carrière.

L'ouverture du cadavre de ceux qui sont morts du catarrhe suffocant sans complication, présente tous les viscères dans un état sain. On n'observe aucun épanchement séreux dans la cavité thorachique. La plèvre n'est nullement adhérente; elle est néanmoins, pour l'ordinaire, blanchâtre et d'un luisant qui approche du vernis; les poumons paraissent flasques et remplis, ainsi que les bronches, d'une matière épaisse qui jaillit à chaque coup de scalpel.

Avant d'entrer dans les détails des différens moyens curatifs propres à combattre le catarrhe suffocant, qu'il nous soit permis de faire quelques réflexions générales sur le traitement des affections du poumon.

La difficulté de guérir les maladies de cet organe ne vient pas seulement de ce qu'il est des-
tiné à n'être jamais en repos, ni de ce qu'il ne
lui est pas permis d'admettre aucune espèce de
remède, mais bien de ce qu'étant inaccessible à
toute autre chose qu'à l'air, au sang, à la lymphe
et aux autres fluides destinés à la vie, on ne peut
point dès-lors espérer qu'aucun remède puisse
directement lui être utile. En effet, chacun sait
que le poumon ne peut point, sans exposer la
vie générale à un danger imminent, recevoir dans
son intérieur le moindre corps étranger : l'air
seul est l'unique aliment dont il puisse se nourrir
et qu'il soit même susceptible de supporter. C'est
ce même air atmosphérique qui, ne pouvant
aller au-delà des vaisseaux aériens pulmonaires,
contribue, lors de son passage dans ces parties,
à augmenter l'épaississement des mucosités ré-
pandues dans toute l'étendue du chemin qu'il
parcourt. On sent dès-lors la raison pour laquelle
les sirops, de quelque nature qu'ils soient, les
loochs, les béchiques, les potions pectorales deviennent des remèdes extrêmement inutiles.

Que dis-je ? s'il était possible, par malheur,
qu'ils y parvinssent, ils causeraient beaucoup
plus d'angoisses, beaucoup plus d'anxiété que
n'en produiraient jamais les mucosités sécrétées
dans ces parties. D'après ces observations, fon-

dées sur la nature des choses, sur la vraie physiologie, que penser de la prescription journa-
lière des *médicastres?*

Quel bien, au surplus, pourraient jamais
opérer les loochs et les sirops dans la trachée-artère? on sait qu'ils ne peuvent être élaborés dans
l'estomac, ni être changés à l'avantage des organes; on sait encore qu'ils ne peuvent nullement
remédier à la présence des mucosités; le moindre des accidens qu'ils pourraient produire
serait, sans contredit, d'obstruer davantage les
voies aériennes.

Concluons donc, avec vérité sans doute, qu'il
n'est ni juleps, ni sirops, ni loochs qui puissent
répondre à aucune indication relative à cette espèce de catarrhe, ni même à celle d'aucune autre
maladie du poumon.

Comme il est néanmoins un genre de traitement à la faveur duquel l'expectoration devient
plus facile; comme il est des moyens généraux
non équivoques, dont les effets, toujours puis-
sans, combattent souvent avec succès le catarrhe
suffocant, ce sont eux que je vais passer en re-
vue.

Dès les premiers momens de l'invasion du catarrhe, lorsque le danger est imminent, l'indication la plus urgente est de faire tous ses efforts
pour opérer une dérivation salutaire, afin de

délivrer au plutôt le poumon et les bronches du grand embarras , de la plénitude extrême qu'ils éprouvent ; les remèdes auxquels il faut alors avoir recours sont les apéritifs et les dérivatifs.

On fera donc pratiquer sans délai une saignée du bras chez les adultes dont le tempérament est sanguin ; on aura surtout soin de la répéter s'il est nécessaire.

La saignée du pied procure souvent plus de soulagement que celle du bras ; aussitôt après, l'administration de ce premier remède, les vaisseaux sanguins une fois relâchés , on emploiera ensuite avec succès les vomitifs, et successivement les cathartiques , les diurétiques ou les diaphorétiques.

On a vu plus d'une fois, chez les personnes d'une constitution sanguine, l'émétique mis en usage avant la saignée, a éterminer promptement la mort.

Toutes les fois que l'idiosyncrasie particulière du malade ne permet pas l'emploi de la phlébotomie, pour peu qu'il existe encore certaine force, le vomitif fera d'autant plus de bien, que l'estomac se trouvera surchargé de saburres.

Les circonstances doivent déterminer sur le choix des vomitifs. Il est des individus auxquels le tartrite antimonié de potasse convient, tandis qu'il en est d'autres qui ne sont émus qu'à l'aide de l'ipécacuanha ou de toute autre substance analogue, telle que les différentes préparations scillitiques.

Il est bon de ne jamais perdre de vue que la crise salutaire de l'état violent dans lequel se trouve le malade, ne peut être opérée que par l'expectoration.

Un choix heureux des évacuans sert également beaucoup à faciliter la dérivation des mucosités.

Les lavemens âcres et stimulans peuvent être ici d'un grand secours.

S'il faut en croire aux assertions des anciens, et à celles même de beaucoup de modernes, certaines préparations d'hysope, de bourrache, de lierre terrestre, de polygala de Virginie, de capillaire du Canada, d'arum, d'iris de Florence, de buglosse, de germandrée, de menthe, de maruble, de camphre, de réglisse, d'anis, de fenouil, etc., auxquels on ajoute l'oximel simple, l'oximel scillitique, produisent ici de merveilleux effets.

Les remèdes externes, tels que les vésicatoires, les sinapismes, les frictions, les sangsues, le moxa, réussissent parfaitement.

On connaît trop leur manière d'agir pour que je y puisse me permettre d'entrer à cet égard dans le moindre détail.

Cette seconde classe de remède ts'est quelquefois si utile, qu'on est tout surpris de voir les
malades se féliciter eux-mêmes du grand soulagement qu'ils en éprouvent.

C'est sous ce même rapport que les linimens
spiritueux et volatils , que les embrocations, les
pédiluves chauds ou froids, ont été employés
avec avantage.

Aussitôt que les symptômes les plus urgens
sont calmés, le premier soin qu'on doit avoir est
de réparer et soutenir les forces du malade, en
faisant un usage convenable des moyens internes
et externes capables de remplir cette seconde
indication. Ainsi, ce que les siècles précédens ont
appelés *analeptiques* de tout genre ; ce que les
modernes nomment *corroborans* , *toniques* ou
*fortifians* , ne peuvent ici que réussir. Les alimens succulens légèrement aromatisés , les vins
généreux, l'exercice, seront très-utiles dans le
cas dont il s'agit.

Si la fièvre succède au catarrhe suffocant , les
circonstances détermineront sur le choix des
laxatifs, des résolutifs, des diaphorétiques , des
fortifians ou des fébrifuges.

La diète ne doit jamais être trop échauffante ;
il est toujours bon qu'elle soit modérée. On ne
doit pas perdre de vue dans ce traitement le
sage conseil d'*Hippocrate : Considerare autem*

*in his omnibu. ıs et regionem et anni tempesta-*
*tem et œtatei n et varias, œgrotantium idiosyn-*
*crasias.* Aph .2, sect. I.

Avant de ' terminer le traitement des adultes,
nous devons observer qu'il est également essentiel
de bien faire attention si le catarrhe suffocant n'est
pas dû à quelques transports d'évacuations supprimées, ou d'exanthèmes répercutés, à quelques crises dérangées, ou même à quelques maladies anciennes, ou enfin à un mauvais traitement.

Toutes ces circonstances sont autant de con-
sidérations puissantes auxquelles il faut avoir le
plus grand égard ; elles ne laissent pas que de
diriger infiniment dans le choix des méthodes
curatives ; elles exigent même une circonspec-
tion, une prudence, des lumières toutes particulières. *Hîc experimentum difficile (sœpissi-*
*mè) fallax.* Hip. aph, 1., sect. 1.

Tout, dans ces derniers cas, est porté à l'extrême. Le catarrhe suffocant des enfans exi-
geant un traitement, des soins tout particuliers,
il nous a paru nécessaire de lui accorder quelqu'attention.

Les sangsues doivent remplacer chez eux la
saignée, si leurs forces sont suffisantes. Si la matière catarrhale n'est pas trop tenace, si elle est
un peu mobile, les doux vomitifs les soulagent

fort à propos. Le sirop d'ipécacuanha, quelques fractions de tartrite antimonié de potasse, l'oximel simple ou scillitique suffisent pour la première indication.

Il est des circonstances dans lesquelles, au lieu de vomitifs, les légers purgatifs procurent les plus grands biens. On peut employer, à cet effet, les sirops de manne, de chicorée, celui de rose, de rhubarbe, ou une foule d'autres dont l'expérience a constaté l'efficacité.

# RÉFLEXIONS

## SUR

## UNE MALADIE CATARRHALE

## SUFFOCANTE,

dans laquelle le malade rendit une matière particulière.

Dans le courant d'avril 1799, je fus appelé chez différens malades attaqués de fièvre catarrhale suffocante, et notamment chez M***, où je trouvai un enfant de deux ans environ, qui était dans un grand assoupissement, et éprouvait de temps à autre les paroxysmes d'une toux convulsive qui le laissait dans un état de faiblesse alarmant. Depuis quelques jours, les parens de cet enfant s'apercevaient qu'il avait perdu ses habitudes, tant pour les alimens que pour les évacuations excrémentielles, et principalement la transpiration insensible, qui ne s'opérait point; l'humeur du nez et celle des crachats étaient supprimées; une fièvre continue avec redoublement le soir, une toux violente, laissaient à différentes heures de

la journée, et pendant la nuit, l'enfant dans un
état de mort apparent. Cette maladie offrait
tous les caractères d'une affection catarrhale
suffocante, jointe à la suppression de l'humeur
du nez, des crachats et de la transpiration. Je
crus observer, par un sifflement particulier
et l'enflure du larynx, que cette affection tenait moins au rétrécissement et à la constriction
de la glotte, qu'à l'engorgement de la trachée-
artère et des bronches, que les auteurs ont observé principalement chez les enfans et les vieillards. Quoique ces affections aient plusieurs
degrés, le plus léger mérite la plus grande attention. Je citerai à ce sujet un enfant d'un mois
et demi, attaqué de la même maladie. J'observai chez cet enfant une suffocation brusque,
accompagnée de sifflement et de râlement ; la
pâleur et la rougeur formaient sur son visage
une alternative continuelle ; sa poitrine élevée à
chaque instant par les contractions du diaphrag-
me, avec des plaintes et des expirations longues
et difficiles, ne laissaient aucun doute que le
malade n'éprouvât un poids particulier dont
parle *Liéutaud*, article de la *Syncope*.

Ces affections catarrhales me parurent d'autant plus frappantes, que j'avais appris, avec
le docteur *Pinel*, qu'elles ne durent ordinairement que quelques heures, et qu'elles sont

presque toujours mortelles , surtout les affections catarrhales qui se font par engorgement,
puisqu'il n'y a de ressource que dans l'expectoration , que la faiblesse des enfans et la débi-
lité des vieillards rendent presque impossible.
On sait que ces maladies sont plus communes
qu'on ne pense; mais les médecins ne peuvent
guère les voir , puisque les malades succombent
le plus souvent avant qu'on ait eu le temps de
les appeler , outre qu'elles attaquent ordinairement au milieu de la nuit , circonstance qui
prive le malade de tout secours. L'enfant dont
je parle avait déjà tous les symptômes de la
mort, quand je le vis à dix heures du matin le
jour suivant ; il était dans un affaissement , et
une insomnie continuelle; il rendait par la bouche
des matières blanches avec de longs fils, et cette
espèce d'expectoration ne s'opérait qu'à la suite
d'une toux convulsive qui laissait à peine quelque repos à l'enfant. Toutes les évacuations
étaient supprimées, et, pendant vingt-quatre
heures qu'il vécut, il ne rendit qu'un peu d'u-
rine très-claire.

Deux heures après la mort , le cadavre de-
vint d'un bleu noirâtre, et m'annonça un état
de gangrène qui nécessita sa prompte inhuma-
tion.

Le premier enfant que j'observai, et dont la

maladie ne fut point mortelle, n'eut d'évacuation que le cinquième jour de mes visites. Les
urines, assez abondantes, laissaient au fond du
vase des flocons de matière que l'on aurait pris
pour des portions de la membrane veloutée qui
revêt le canal intestinal. Cette matière se rou-
lait sur elle-même, et présentait de longs fils.
Les selles ne s'effectuaient qu'à l'aide de clys-
tères mucilagineux et légèrement laxatifs. L'humeur du nez, celle de la bouche, toujours supprimées, à chaque instant l'enfant faisait des
efforts et rendait par flocons des matières blanches avec filamens, dont la quantité était en
raison de la toux convulsive qui se répétait sans
cesse. Le septième jour, je vis quelque sueur
sur la poitrine. La nuit du 7e au 8e, depuis onze
heures du soir jusqu'à deux heures après mi-
nuit, l'enfant fut attaqué d'un état convulsif
très-alarmant : les jours précédens il avait eu
plusieurs accès convulsifs, et je lui en vis dans
la suite; mais aucun ne me donna autant d'in-
quiétude. Le lendemain, la nature m'annonça
un état de faiblesse auquel le malade n'aurait
point survécu si ce paroxysme eût récidivé.
Du 9e au 12e, la transpiration s'établit, les évacuations furent plus abondantes; la fièvre, quoique continue, ne paraissait annoncer qu'un état
de crise que je pouvais attendre du 15e au 17e,

3

comme l'ont observé quelques auteurs, quand
la maladie a des crises régulières. Le 17e jour,
la toux et la fièvre ne se renouvelèrent que par
intervalles très-éloignés ; l'état convulsif avait
disparu ; l'enfant reposait, il transpirait, et les
évacuations abondantes donnaient tout l'espoir
d'un vrai rétablissement, qui eut lieu le 21e jour
de la maladie.

Je consultai alors plusieurs membres de la
Société de Médecine ; la plupart m'assurèrent
avoir des exemples de ces affections catarrhales
suffocantes, et le docteur *Andry* avait noté
l'observation suivante :

« Dans le courant d'avril, je fus appelé chez
» un malade attaqué d'une fièvre catarrhale
» putride. La toux était considérable ; les cra-
» chats étaient légèrement teints de sang ; la
» tête n'était point douloureuse ; le malade n'eut
» jamais de délire, malgré une insomnie cons-
» tante. La maladie dura vingt-un jours, et
» pendant les quinze premiers jours, le ma-
» lade éprouva des points douloureux dans
» différentes parties de la poitrine. Au qua-
» trième jour de la maladie, j'observai dans la
» matière rendue par l'expectoration une sub-
» stance ramifiée que je mis à part dans une
» cuvette. Cette matière, en se desséchant,
» était devenue si fort adhérente au vaisseau

» dans lequel elle était, que je fus obligé de
» verser de l'eau chaude dessus pour la déta-
» cher. Au bout de vingt-quatre heures, elle
» avait repris sa souplesse et sa forme natu-
» relles. Je la mis ensuite dans l'eau, je la sou-
» mis à la lentille d'un microscope; et, à l'aide
» de cet instrument d'optique, j'aperçus une
» matière muqueuse, gélatineuse et spongieuse
» dans les différentes ramifications de cette sub-
» stance. Cette substance, mise dans l'esprit-
» de-vin pendant trois semaines, exposée de
» nouveau au microscope, avait perdu de sa
» blancheur, et s'était resserrée sur elle-même;
» elle me parut moins muqueuse, moins spon-
» gieuse et moins mucilagineuse ».

L'enfant qui fait le sujet de mon rapport n'a-
yant point l'usage de la parole, je ne pus savoir de lui s'il éprouvait des points douloureux
dans les différentes parties de la poitrine. Sur
l'affirmative de plusieurs médecins, qui m'ont
assuré avoir observé souvent cette affection dans
ces espèces de catarrhes, je suis porté à croire
que l'enfant les ressentait aussi, par des plaintes
longues et un état d'angoisse qu'il ne pouvait
rendre. Ce ne fut que vers le septième jour de
la maladie, que je crus voir chez ce malade
quelques phénomènes qui s'observent dans la
fièvre putride, tels que l'indifférence qu'avait

l'enfant pour toute sorte de boissons, la langue
sèche et d'un jaune foncé, les dents noires, les
lèvres noires et gercées, et tout le corps dans un
grand affaissement. A chaque fois que la toux se
répétait avec état convulsif, le malade expecto-
rait une matière blanche, floconneuse, qui se dé-
tachait en longs fils comme des aiguilles de vermi-
celle et de même couleur. Cette matière se déve-
loppe dans l'eau, et représente une substance
vasculaire avec différentes ramifications. Je n'ai
vu cette matière qu'une fois, et le docteur *Andry* l'a rencontrée quatre fois chez quelques
malades attaqués de fièvre catarrhale putride.
Le docteur *Désessarts* a vu une femme cachec-
tique rendre par la voie des urines un paquet
de ces substances ramifiées.

Les praticiens auront fait peu d'attention à
cette matière, parce que les malades ne rendent
pas une pareille substance dans tous les temps
de la maladie. Cette substance est souvent couverte d'autres crachats qui frappent davantage
les personnes qui soignent le malade. Cette expectoration se faisant le soir, on ne peut la dé-
couvrir aisément avec une lumière, à moins
qu'on ne la cherche avec soin; et souvent les
gardes-malades ont jeté les crachats avant l'arrivée du médecin, ou les malades ont craché
dans des serviettes ou par terre, et alors ces

crachats se dessèchent et ne peuvent être ob-
servés. Je crois que cette substance singulière
peut jeter quelque jour sur le traitement des
maladies où on l'a observée ; d'ailleurs les malades peuvent être effrayés si les assistans prennent
cette substance pour des portions de vaisseaux.
On trouve dans plusieurs auteurs des faits analogues à ceux que je présente à la Société, mais
dans des maladies d'un autre genre , puisqu'il
s'agit, chez ces auteurs , de malades attaqués
de la phthisie pulmonaire. Le docteur *Portal*,
dans l'excellent ouvrage qu'il a donné sur la
nature et le traitement de la phthisie pulmonaire , rapporte plusieurs exemples de différentes concrétions plus ou moins solides, d'une
nature très-variable, dont est chargée l'expectoration des phthisiques. Il regarde la plupart
de ces concrétions comme l'humeur qui enduit
les voies pulmonaires , humeur qui s'est endur-
cie et a perdu sa fluidité par la maladie. Le
docteur *White*, dans ses Recherches sur la Nature et les Moyens curatifs de la Phthisie pulmonaire , traite aussi de cette matière ; il dis-
tingue , dans le pus qui résulte de la suppuration, deux espèces d'humeurs très-différentes
l'une de l'autre;il en est une qui est foncée par
les sucs qui abreuvent le tissu des vaisseaux en-
flammés , et par une portion de la substance

même de ces vaisseaux détruits par l'effet com-
biné de la suppuration et de la fermentation.
L'autre sorte de pus transsude de la surface des
membranes en état d'inflammation ; mais elle
n'est accompagnée d'aucune ulcération ni d'en-
tamure dans les solides de la partie affectée.
Cette humeur particulière a été nommée par
le célèbre *Hunter*, *exudation inflammatoire*.
On observe cette humeur dans le coryza, maladie dans laquelle la membrane muqueuse qui
tapisse le nez, la gorge, est enflammée : alors,
au lieu de phlegme, on crache et on mouche
une grande quantité d'humeur épaisse et jaunâtre. On voit aussi cette humeur dans la matière gonorrhéale : c'est un fluide épais, homo-
gène, qui transsude continuellement des parties
enflammées, mais sans aucune solution ni destruction des solides. Les flueurs blanches décri-
tes par tant d'observateurs modernes, offrent
des caractères analogues à l'humeur dont nous
parlons ; elles ne furent jamais mieux dénom-
mées que dans la Nosographie philosophique
du professeur *Pinel*, qui appelle cette maladie
*rhumatisme du canal utérin.*

Plusieurs observateurs, entre autres *Van-
Swieten* et *Dehaen*, ont remarqué que les poumons des sujets morts de phthisie pulmonaire
s'étaient trouvés dans une intégrité parfaite,

sans la moindre trace d'ulcération ni de vo-
mique, quoiqu'il y eût de copieuses évacuations
de pus par la voie des crachats. Cette sorte de
matière purulente, ainsi que la plupart des
fluides du corps animal, prend une consistance
épaisse par le séjour, si elle reste en stagnation;
ou quand les parties d'où transsude cette humeur sont violemment enflammées, elle se des-
sèche et se convertit en une concrétion dure,
inorganique, qui s'attache si fortement aux pa-
rois qui l'entourent, qu'elle ne peut en être
séparée sans peine.

« J'ai fait à ce sujet, dit *White*, plusieurs
recherches sur ces substances ramifiées qui sont
crachées par les pulmoniques, substances que
l'on a confondues avec des rameaux de l'artère
bronchiale présumée s'être détachée par la pu-
tréfaction : c'est ce qui donnait tant d'éton-
nement à *Tulpius* et à plusieurs autres médecins, lorsqu'ils saignaient un malade poitri-
naire. »

*Lieutaud*, article de la *Saignée*, dit que ces
corps blanchâtres, fibreux en apparence, et
quelquefois compactes, sont purement san-
guino-lymphatiques; que ces substances ne sont
produites que par le rabutissement de la chaleur du sang, qui, par une disposition particulière, le rend propre à se figer, ainsi qu'on

le voit arriver à celui qu'on a tiré par la saignée, et qu'on appelle *couenneux ;* ce qui établit cette matière concrescible qui se moule et s'engage comme par autant de racines de la trachée-artère et des bronches.

*Van-Swieten* cite l'exemple d'un malade qui expectora une substance membraneuse, épaisse et non organisée ; et on voit souvent les pulmoniques rendre par la voie des selles des substances ramifiées ; il en sort chez les enfans qui avalent au lieu de cracher. Quelques médecins ont pris ces substances ramifiées pour des vers. Le docteur *White* a prouvé que ces substances n'entraient point en fermentation, et ne contractaient aucune qualité putride.

*Van - Swieten ,* dans son Commentaire sur *Boerhaave ,* en parlant de l'hémoptysie , rapporte différentes observations de *Galien* relativement à des portions de vaisseaux du poumon expectorées par différens malades. *Galien* dit qu'un jeune homme de dix - huit ans , qui fut attaqué d'un catarrhe pendant plusieurs jours , commença d'abord par cracher du sang très-rouge , et peu de temps après une partie de la tunique qui recouvre la trachée - artère. Les *Actes des Savans* contiennent une semblable observation par un auteur anonyme. Cet auteur avoue cependant que la texture de celle substance portait à croire que ce vaisseau, qui était de la longueur de la paume de la main, était veineux ; mais il était aisé de voir, à l'endroit de la section, qu'il s'était détaché du tronc principal ; que cette substance était comme semblable à un polype. *Ruisck*, plus éclairé dans ces sortes de matières, en faisant mention d'un polype trouvé dans le sinus longitudinal supérieur, qui s'était desséché et ressemblait à une veine, dit que plusieurs malades attaqués d'affection de poitrine, ont été trompés en croyant avoir expectoré des vaisseaux veineux, lorsqu'en toussant ils n'avaient rendu que des substances polypeuses. La consultation que firent les docteurs *Andry, Corvisart* et *Lepreux,* pour examiner une substance rendue par un malade attaqué d'une fièvre catarrhale putride, soigné par le docteur *Andry*, paraissait donner une idée exacte de ces espèces d'expectorations. Il fut décidé unanimement que cette substance avait pris la forme des vaisseaux dans lesquels elle était, et que c'était une substance inorganique. Les sinus qui s'observent dans ces substances floconneuses ne peuvent point être poussés par l'examen.

Le docteur *Pinel* a observé cette matière dont la glotte fermée était remplie ; il l'a vue dans la trachée-artère et les bronches ; elle est très-adhérente aux cerceaux de la trachée : il l'appelle *matière polypeuse.*

Peut-être me suis-je trop éloigné des limites que je devais observer; j'ai cru devoir m'étendre en rapportant quelques observations de ces substances ramifiées, que l'on ne trouve que dans les auteurs qui se sont occupés de la phthisie pulmonaire. Cependant, comme ces expériences ont été faites sur des malades attaqués d'affections catarrhales suffocantes, et que je ne connais pas d'auteurs qui aient parlé de ces substances dans ces maladies, j'ai cru intéresser la Société en réveillant l'attention de ses membres sur une matière qui peut nous éclairer d'après de nouvelles observations.

Ces substances existent-elles dans les vaisseaux bronchiques avant le catarrhe chez ces malades ? Y avaient-elles été déposées dans des maladies antérieures, ou sont-elles le produit d'une humeur catarrhale récente ? Cette substance est presque toujours roulée sur elle-même; elle est inorganique; elle n'entre point en fermentation ; elle se durcit et se sèche promptement.

# DISSERTATION

## SUR

## LA CONSTITUTION D'ÉTÉ

### DE L'AN TROIS (1794).

---

*Medicinam autem optime faciet medicus ,*
*si ante præsenserit, quid eventurum sic*
*suique affectui.*

H ɪ ᴘ ᴘ. *Pronost.* lib. ɪ.

---

Lᴇs observations de météorologie, ainsi que
la marche accélérée de la végétation, attestent
que les chaleurs ont été vives et constantes pendant l'été de 1794 : je remarquerai même que
le 18 et le 21 messidor an 3, qui répondent à la
fin de juin et au commencement de juillet 1794,
le thermomètre de Réaumur marquait 26 degrés,
ce qui est une chaleur excessive. La chaleur
s'est soutenue avec une intensité peu variable
jusqu'au 13 thermidor, qui répondait à la fin de
juillet 1794 : il est survenu ensuite des pluies et
une chaleur beaucoup plus modérée pendant
le reste du mois, puisque le thermomètre a ba-
lancé entre 10, 12 et 15, ou tout au plus 18 de-

grés. Il en a été de même pendant le mois de fructidor, qui répondait à la fin du mois d'août, et au commencement de septembre 1794, jusqu'aux équinoxes d'automne; mais on doit remarquer que pendant ces trois mois on n'a point observé ces variations brusques de l'atmosphère, et ces alternatives de froid qui sont propres à produire une répercussion de la transpiration, et à devenir par là les causes des maladies.

La maladie qui a été la plus dominante pendant l'été paraît avoir été la dysenterie.

L'invasion de la maladie se marquait ordinairement par un sentiment d'ardeur dans le bas-ventre, avec une sorte de commotion dans la région ombilicale, comme si une matière s'en était détachée pour suivre le conduit intestinal ; le malade était sans fièvre, mais sa langue était couverte d'une croûte blanchâtre ou jaunâtre, et il avait d'abord les plus grands dégoûts pour les alimens; quelquefois il survenait une diarrhée pendant un ou deux jours, et aussitôt après le ventre se serrait, et on voyait se développer la dysenterie avec tous ses symptômes; c'est-à-dire, très-fréquentes envies d'aller à la selle, resserrement extrême du canal intestinal, tranchées vives, chaleur âcre et mordicante dans l'intestin rectum, déjections liquides très-peu abondantes et souvent nulles.

La seconde période de la maladie était non-
seulement marquée par les mêmes symptômes,
qui prenaient plus ou moins d'intensité, mais
encore elle était quelquefois accompagnée d'un
flux de sang pur, et d'autres fois la matière des
déjections était fluide et pareille à la lavure de
viande avec quelques mucosités entremêlées ;
d'autres fois aussi les malades ne rendaient qu'a-
vec des efforts extrêmes des glaires ou mucosités mêlées de quelques stries de sang : le ventre n'était en général ni tendu, ni douloureux,
ou du moins ce symptôme n'a eu lieu que par
quelques écarts du régime. C'est ainsi qu'aux
infirmeries de la Force, à l'hôpital de Bicêtre,
un jeune homme, par imprudence, prit un jour
de l'eau-de-vie qu'il sut se procurer, et après
avoir éprouvé pendant plus de vingt-quatre
heures les douleurs les plus vives et les plus in-
supportables , son ventre resta tendu et très-sen-
sible au moindre attouchement pendant quinze
jours qu'il survécut. Un autre dysentérique
âgé d'environ trente années , a conservé pendant toute sa maladie une sorte d'âcreté qui
correspondait à l'arcade du colon, et qui céda
peu à peu à l'usage des vermifuges par une
évacuation abondante de glaires et de vers as-
carides; mais ces cas ne sont que des excep-
tions, et en général les malades qui éprouvaient

des tranchées vives et des ténesmes ne donnaient aucun signe de douleur lorsqu'on leur touchait le ventre ; plusieurs cependant se plaignaient d'une sorte de constriction dans le sens de l'arcade du colon, comme s'ils avaient eu, disaient-ils, une barre dans cette partie du corps.

Suivant les progrès de cette deuxième période de la maladie, la matière des déjections, qui avait été d'abord aqueuse et glaireuse, prenait de plus en plus de la consistance ; ce qui était autant l'ouvrage de la nature que le résultat du régime. Comme il n'y avait point de fièvre et que l'appétit s'était rétabli, la plupart des malades prenaient des alimens solides, et on leur accordait un quart et même demi portion. La maladie avait une marche bien moins régulière lorsque la dysenterie survenait à la suite d'autres maladies graves, ou bien lorsque les progrès de l'âge ou une vie intempérante avaient détérioré la constitution.

Ce qui distingua la troisième période de la dysenterie fut une cessation, ou du moins une grande diminution des douleurs, une plus grande liberté de ventre, ou plutôt le changement de la dysenterie en une diarrhée simple, avec quelques retours vagues de tranchée, la matière des déjections plus ou moins consistante : cette troisième période ne peut qu'avoir offert de

grandes variétés. Sur plus de deux cents dysen-
teriques traités aux infirmeries , lorsque le malade était d'une bonne constitution , qu'il était
dans la fleur de l'âge, et qu'il avait pris des boissons mucilagineuses en abondance , cette période ou terminaison de la maladie durait
dix, vingt jours, à compter de l'invasion de
la maladie; mais lorsque le ton des intestins
était affaibli par l'âge, les infirmités ou des excès d'intempérance, il succédait alors une diarrhée plus ou moins opiniâtre, avec des retours
vagues et irréguliers de quelques symptômes de
la dysenterie, comme des tranchées, des flux de
sang, une chaleur âcre et mordicante dans le
rectum, la soif, la sécheresse de la langue : des
malades même qu'on avait renvoyés de l'infir-
merie dans un état de guérison , éprouvèrent de
nouveau des rechutes qui exigèrent un second
traitement : d'autres malades, sans quitter les
infirmeries, tombèrent dans les diarrhées les
plus opiniâtres et les plus rebelles; et il en resta
assez long-temps quelques exemples dans les infirmeries. Les symptômes qui ont eu lieu pendant ces rechutes ou bien pendant un long rétablissement de la dysenterie furent quelques mouvemens fébriles qui durèrent quelques jours avec
aridité extrême de la langue, renouvellement des
tranchées et du dévoiement; d'autres fois c'était

un état de langueur et de faiblesse , et une diarrhée comme colliquative. Quelques malades
éprouvèrent, durant ces reprises, un flux de sang
qui dura quelques jours, sans avoir cependant
cette terminaison funeste dont a parlé *Sydenham*.
Enfin l'œdématie des extrémités inférieures suc-
céda quelquefois à la guérison de la dysenterie,
sur-tout dans des constitutions phlegmatiques.

Ce n'est point en se livrant à de vaines théories qu'on peut répandre quelques lumières
sur la pratique de la médecine, c'est en obser-
vant les faits avec exactitude , et en comparant
la marche de la nature dans des affections analogues.

Avant donc de parler de la dysenterie, je
vais jeter un coup-d'œil rapide sur les affections catarrhales des membranes muqueuses ou
pituiteuses. On doit compter parmi les membranes muqueuses celle qui revêt l'intérieur de
la bouche , de l'œsophage , de l'estomac et du
conduit intestinal , ainsi que celle de la trachée-
artère, celle de la vessie , celle du canal de l'u-
rètre.

On doit d'abord se représenter que le tissu
de ces membranes est plus mou et plus spongieux que celui des autres membranes, que leur
surface est veloutée et parsemée de petits ori-
fices , d'un grand nombre de follicules glandu-

leux qui versent perpétuellement un fluide transparent et visqueux propre à lubrifier la surface interne de ces membranes, et à les défendre contre l'action des causes irritantes. Cette sécrétion se fait avec irrégularité durant l'état de santé ; mais si elles viennent à être attaquées de quelques affections catarrhales, voici les symptômes qui s'y manifestent : leur tissu se gonfle, devient plus épais et d'une plus grande sensibilité ; la membrane veloutée ou interne devient rouge et spongieuse avec un sentiment d'ardeur et d'âcreté ; la mucosité qui suintait dans l'état naturel et qui était un fluide transparent, doux et visqueux, perd sa tenacité et devient claire, aqueuse et âcre, au point d'irriter vivement, ou même d'excorier les parties sur lesquelles elle coule. A mesure que la maladie tourne vers son déclin, cette humeur muqueuse reprend de plus en plus une certaine consistance, et prend même une apparence puriforme en offrant des variétés suivant le degré de l'affection catarrhale : ces trois périodes sont aussi plus ou moins rapprochées ou éloignées, suivant la nature particulière de la membrane, comme on le voit dans le coryza, la péripneumonie, la dysenterie, la gonorrhée, et suivant que cette affection est accompagnée du plus ou moins de fièvre, ou même qu'elle n'offre aucun sym-

4

ptôme fébrile marqué. Lorsque l'affection catarrhale se termine d'une manière favorable, les
symptômes cèdent par degré, V. G. la tension,
l'ardeur et la douleur; le fluide dont la membrane est l'origine sécrétoire devient plus doux
et plus visqueux, plus opaque, et reprend ainsi
peu à peu son état naturel, soit pour la quantité, soit pour la qualité.

Dans les cas où la terminaison est moins favorable, soit par le progrès de l'âge, les dispositions de l'individu ou des écarts du régime, le
fluide qui s'écoule conserve son âcreté, sa trans-
parence, et parvient jusqu'à excorier ou ulcérer
la membrane elle-même, ou bien s'arrête dans
un point fixe; il détermine un phlegmon et un ab-
cès dans le tissu cellulaire voisin.

D'après ces faits on peut répandre quelques
lumières sur la nature et les symptômes divers
de la dysenterie : dans la première période de
celle que je décris, les malades ont éprouvé une
sorte de commotion dans la région ombilicale,
comme si une matière s'en était détachée pour
suivre le trajet du conduit intestinal, et aussitôt
il s'est déclaré une diarrhée tormineuse, suivie
de la dysenterie, ou la dysenterie elle-même. Il
paraît qu'on doit ici écarter toute idée de répercussion de la transpiration, puisque la dysenterie
a régné durant les plus grandes chaleurs, et on

ne voit ici qu'une matière irritante quelconque
qui s'est développée dans les premières voies,
telle qu'une bile dégénérée ou le résidu de mauvaises digestions, ou bien une dégénération de
divers fluides qui se rendent ou s'infiltrent
dans le conduit intestinal. Le resserrement extrême de ce conduit, qui était tel que, dans
la première et une partie de la seconde période, les malades ne pouvaient recevoir aucun
clystère, ne doit point être regardé comme l'effet du spasme, mais comme un gonflement de
la membrane muqueuse des intestins, et une
sorte d'épaississement de son tissu devenu spongieux et dense, comme cela a lieu dans tous les
catarrhes des membranes. Dans tout ce premier
temps de la maladie, les follicules glanduleux des
intestins, vivement irrités par la cause stimulante
dont on vient de parler, ne servaient qu'à filtrer
une humeur âcre et limpide; mais à mesure que
la maladie avançait dans la deuxième période,
la sécrétion, en continuant d'être abondante,
donnait lieu à des matières glaireuses qui se dé-
tachaient ensuite par le fondement, et qui souvent étaient mêlées de stries de sang : mais comment concevoir le flux de sang qui a lieu dans
un grand nombre de malades, soit mêlé à des
matières glaireuses, soit délayé dans une grande
quantité de liquide avec une apparence de la-

vure de viande, soit enfin que le sang fût comme dans un état de pureté, et pareil à celui qui
sort des veines? Faut-il admettre dans ce cas
une érosion ou une ulcération de la membrane
des intestins ? *Morgagni* a discuté cet objet avec
sagacité. *Epist.* XXXI. Il atribue en général cet
écoulement sanguin à un plus grand flux de sang
dans les intestins, joint à un relâchement des
artérioles qui sy distribuent. Peut-être faut-il
tenir compte d'une augmentation par le gonflement spongieux que contracte la membrane
interne qui les revêt : il peut se faire aussi que,
dans quelques cas, les petites veines et artères
des intestins ayant été rompues et corrodées,
l'extrême sensibilité des intestins par l'affection
catarrhale dont ils étaient attaqués, explique
facilement les vives tranchées et les épreintes
dont les malades se plaignaient, sur-tout au moment où ils faisaient des efforts inutiles pour aller à la selle.

A mesure que la maladie avançait dans la
deuxième période, les symptômes diminuaient
par degrés; les douleurs devenaient moins vives;
le conduit intestinal devenait moins resserré et
plus libre, au point que les malades commen-
çaient alors à éprouver plutôt une diarrhée pro-
prement dite qu'une dysenterie; les matières des
déjections avaient plus de consistance, et les

glaires devenaient aussi plus muqueuses, plus opaques, et d'une qualité plus ou moins bénigne. C'est ainsi que dans un grand nombre de malades la maladie s'est terminée dans vingt, trente jours; mais lorsque la marche de la nature était troublée par le progrès de l'âge ou une constitution détériorée, c'est alors que la troisième période, marquée par la cessation des douleurs et la liberté des déjections, a offert plusieurs variétés.

Le traitement de la dysenterie, comme celui de toutes les maladies, est plein d'incertitudes et d'écarts, si l'on ne part toujours d'un grand principe, savoir que l'économie animale est assujettie à des lois qu'elle doit suivre pour la guérison; mais qu'elle a besoin, pour atteindre ce but, d'une certaine durée de temps, lors même qu'elle est le mieux secondée par le régime et les remèdes. De là vient la nécessité de la destruction de diverses périodes de la maladie, si l'on ne veut point agir en vain, ou même troubler la marche de la nature.

Les malades ne venaient presque jamais aux infirmeries dès le début, par conséquent les 1er, 3e et 4e jours la maladie était abandonnée à elle-même; les malades avaient à leur arrivée le plus grand dégoût pour les alimens, des envies fréquentes d'aller à la selle, avec des déjections très-

peu abondantes d'une sérosité âcre, souvent plus
ou moins teintes de sang durant les premiers
temps, époque à laquelle les intestins étaient vivement irrités : on se bornait à l'usage d'une
boisson mucilagineuse, V. G. l'eau de riz, quelquefois avec addition de gomme arabique, ou
bien l'eau de casse légèrement acidulée avec la
crême de tartre. On suivait l'instinct des malades qui marquaient du dégoût pour les alimens:
comme la plupart étaient des vieillards dont il
fallait soutenir les forces, on leur permettait
un demi-setier de vin qu'ils prenaient délayé
dans leur bouillon, et dès que l'appétit renais-
sait, on donnait le quart et même demi-portion.
Je crois qu'on fait une grande faute de tenir les
malades à un régime sévère qui les affaiblit, et
qui par là s'oppose au travail de la nature pour
la coction des humeurs morbifiques et la guérison des maladies. C'était dans la deuxième période de la maladie que l'on donnait, suivant les
idées reçues, *l'ipécacuanha* pour évacuer par
le haut et par le bas. C'est aussi durant le cours
de la deuxième période qu'on administra quelques potions calmantes, et je puis dire que les
malades s'en sont constamment bien trouvés.

Quoique la dysenterie parût caractériser la
constitution du trimestre d'été, nous eûmes
quelques maladies intercurrentes, ou fièvres con-

tinues qu'on peut appeler bilieuses : ces fièvres ,
précédées souvent de frissons irréguliers , s'an-
nonçaient par un mal de tête plus ou moins violent, l'amertume de la bouche, un dégoût extrême; la chaleur de la peau était vive, le pouls
accéléré ; quelquefois les malades étaient cons-
tipés pendant les premiers jours, et d'autres
fois ils se plaignaient d'une sorte de dévoiement
avec tranchées ; les nuits étaient en général très-
agitées, quelquefois même avec délire, délire
qui tenait évidemment à la surcharge des premières voies, et qu'on peut appeler bilieux,
puisqu'il cédait bientôt aux évacuans. La guérison
de cette fièvre fut prompte ; et, parmi plus de
soixante malades attaqués de cette fièvre, il n'y
en eut qu'un chez lequel la maladie prit tous
les caractères d'une fièvre putride très-grave.

Dans presque toutes les fièvres bilieuses qu'il
fallut traiter dans cette constitution d'été, on
débuta par un grain d'émétique dans un verre
d'eau, ou bien on donnait simplement l'eau de
tamarin émétisée lorsque les chaleurs étaient
trop grandes.

Si l'on réfléchit sur la constitution médicale
du trimestre d'été de 1794, et si l'on fait attention à la nature particulière des maladies qui ont
régné, ainsi qu'à leur terminaison, qui fut en
général favorable, puisque sur plus de trois

cents malades il n'en périt que cinq, on ne peut désavouer que toutes ces maladies n'aient été d'une nature bénigne, et on se confirme de plus en plus dans l'opinion que les chaleurs, dans l'année même où elles sont très-vives et très-soutenues, ne parviennent à produire que des maladies peu meurtrières, à moins que l'abus des médicamens et un régime mal entendu ne privent la nature de ses ressources salutaires.

*Nota.* Ce qui caractérise le médecin observateur est non-seulement de bien saisir les signes diagnostiques des maladies d'après leur histoire bien connue, mais encore de suivre leurs variétés suivant les saisons et les constitutions particulières des années, et suivant les dispositions respectives des lieux où on les observe.

*Au Docteur* POMME *, Médecin de la Faculté
de Montpellier , Médecin consultant de la
Marine.*

Monsieur,

L'accueil que j'ai reçu de vous , nos entretiens
familiers, la justice que vous avez rendue à mes
études et à ma conduite , sont les titres de ma reconnaissance. Permettez que je m'appesantisse
un instant sur les maux que vous souffrez et
les infirmités qui vous accablent. Cette force de
caractère , celle grandeur d'ame , ne sont point
le fruit de la philosophie de notre siècle : la
vôtre repose sur des fondemens beaucoup plus
solides ; elle élève l'homme au-dessus de l'homme :
c'est avec son flambeau que vous avez pénétré
dans les secrets de la nature pour nous tracer
les caractères des maladies nerveuses que nous
voyons aujourd'hui.

Grand philosophe , grand médecin , vous êtes
grand jusque dans la douleur.

J'ai l'honneur d'être , etc.

*Au Docteur* PINEL, *Médecin consultant de LL. MM. II. et RR.*, *Professeur de clini-que*, *Membre de l'Institut.*

Monsieur,

Lorsque je réclamais votre indulgence en vous dédiant les réflexions que j'avais publiées sur une matière catarrhale suffocante, expectorée par les enfans, je ne prévoyais point que cette affection se propagerait, et qu'elle serait endé-mique. Plusieurs médecins se sont occupés de la nature de cette substance, et quelques-uns l'as-similent au *croup* des *Anglais.* Si j'excepte vos observations et ce que j'ai recueilli de quelques médecins distingués, je ne trouve rien dans ces nouveaux écrits qui puisse ajouter aux connais-sances que nous avons acquises sur cette espèce de maladie... Cette substance existait-elle dans les vaisseaux bronchiques avant le catarrhe chez ces malades? Y avait-elle été déposée dans des maladies antérieures, ou est-elle le produit d'une humeur catarrhale récente ?

Cette substance est presque toujours roulée sur elle-même; elle est inorganique; elle n'entre point en fermentation; elle se durcit et se sèche promptement.

J'ai l'honneur d'être, etc.

## A Monsieur VITET.

MONSIEUR,

J'ai lu avec plaisir et avec fruit un traité *ex professo* sur la sangsue médicinale. C'est une matière neuve ; tout y respire le praticien éclairé, l'observateur profond et l'esprit du grand philosophe que j'avais connu et que je voyais quelquefois. Le docteur *Vitet*, premier médecin de l'Hôtel-Dieu de Lyon, président des concours, dans ses entretiens familiers auprès de ses malades, savait faire disparaître agréablement cette sévérité, cette sécheresse, caractères des ames élevées qui s'occupent de grandes choses.... Vous pleurez un père tendre, et la médecine pleure un de ses membres les plus distingués.

Depuis plusieurs années, je m'occupe de la collection de quelques matériaux dont je vous prie d'accepter un fragment, faible témoignage de ma reconnaissance.

J'ai l'honneur d'être, etc.

*A M.* LALOUETTE, *Docteur-Régent.*

MONSIEUR,

J'ai lu avec plaisir votre essai sur la rage. La pureté du style, le choix des expressions, un tableau exact de la physiologie de nos organes, tout intéresse, tout peint le philosophe éclairé, l'observateur profond, et le caractère du médecin *solidiste.* Quel intervalle de ces écrits lumineux mûris par le savoir, à ces opuscules rétrogrades dont nous sommes encombrés !

Plus l'on fouille dans les secrets de la nature, plus l'on voit la nécessité d'élaguer les systèmes, pour suivre, à votre exemple, la doctrine d'*Hippocrate.* La Société de Médecine de Paris s'est fait rendre compte de votre ouvrage. Ses membres admirent la justesse de vos idées et vos moyens ingénieux.

J'ai l'honneur d'être, etc.

*Au Docteur* PINEL.

MONSIEUR,

Je suis heureusement établi, je me plais dans le cercle de mes connaissances où j'ai l'avantage d'avoir gagné l'estime de quelques familles des plus anciennes et des plus illustres... Plus j'avance dans la carrière médicale, plus j'apprécie vos soins. Dans la médecine comme dans toutes les sciences, les uns sont à la cime, les autres atteignent à peine le pied de l'arbre. L'enfant qui veut marcher regarde autour de lui, il se traîne, il veut se lever et il tombe ; ce n'est qu'après des efforts multipliés, plus pénibles les uns que les autres, qu'il se tient sur ses pieds et s'avance en chancelant.

Trop éloigné du but que je me propose, je vous renouvelle ma gratitude.

J'ai l'honneur d'être, etc.

*Au Docteur* BREVER, *Médecin de la Faculté de Vienne, Auteur de la* Bibliothèque germanique, *ancien Médecin des Hôpitaux militaires, Membre de plusieurs Sociétés savantes.*

MONSIEUR,

Il ne m'appartient pas d'apprécier la profondeur de vos vues et l'étendue de tant de connaissances : ce bonheur est réservé aux maîtres de l'art ; c'est le privilége des hommes instruits. Enhardi par l'accueil que vous m'avez fait, reconnaissant de vos dons, je ne veux pas vous laisser ignorer le service que vous m'avez rendu.

Le docteur *Pinel*, à qui j'ai beaucoup d'obligation, m'avait communiqué quelques fragmens de votre Bibliothèque germanique, en me faisant l'éloge de son auteur.

C'est chez vous, c'est en vous lisant que j'ai trouvé ce style pur, ces expressions choisies, le grand art d'émettre, sous un jour clair et lumineux, les observations médicales les plus compliquées ; c'est vous qui m'avez fait connaître *Brown*, et sa doctrine perturbatrice.

J'ai l'honneur d'être, etc.

*A Monsieur* ANDRY, *Docteur-Régent de la Faculté de Médecine de Paris, Médecin consultant de LL. MM. II. et RR.*

ET vous, le père des pauvres, permettez que je fixe un instant ce génie supérieur, cette imagination vive, cette destinée que les hommes admirent..... La modestie a des bornes, la renommée ne peut pas en avoir. Une main habile et exercée se chargera d'éclairer le public sur cette bonté, cette vigilance, ce savoir, qui vous caractérisent, et vous ont fait rechercher du premier des souverains.

J'ai l'honneur d'être, etc.

## AUX MANES DE BICHAT.

O *Bichat!* mon ame est saisie, mes sens sont glacés, que vois-je.............? Où sont tes vertus, tes talens, cette chaire où l'homme instruit venait profiter, l'élève se développer, le philosophe asseoir ses idées sur le mécanisme de notre organisation?

Aimé de tes amis, chéri de tes parens, admiré par tes maîtres, rien....... ne peut détourner le coup fatal qui vient te frapper à la fleur de ton âge!

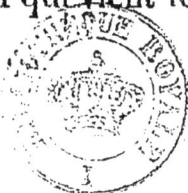

www.ingramcontent.com/pod-product-compliance
Lightning Source LLC
Chambersburg PA
CBHW071258200326
41521CB00009B/1817